ÉTUDE CLINIQUE

SUR LE TRAITEMENT

DES

EPANCHEMENTS PLEURÉTIQUES

PAR L'ANTIPYRINE

PAR

Le Dr Claude MURGUE

[illegible]
[illegible]

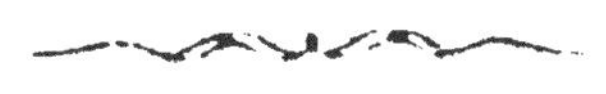

LYON

A. REY, IMPRIMEUR ÉDITEUR DE L'UNIVERSITÉ

4, RUE GENTIL, 4

—

1900

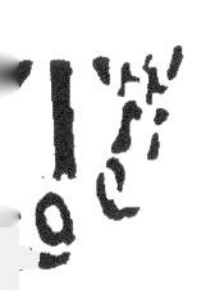

ÉTUDE CLINIQUE

SUR LE TRAITEMENT

DES

ÉPANCHEMENTS PLEURÉTIQUES

PAR L'ANTIPYRINE

ÉTUDE CLINIQUE

SUR LE TRAITEMENT

DES

ÉPANCHEMENTS PLEURÉTIQUES

PAR L'ANTIPYRINE

PAR

Le Dr Claude MURGUE

Ancien Externe des Hôpitaux de Lyon,
Ex-Interne de l'Hôpital Saint-Joseph.

LYON

A. REY, IMPRIMEUR ÉDITEUR DE L'UNIVERSITÉ

4, RUE GENTIL, 4

1900

AVANT-PROPOS

Qu'il nous soit permis, au début de ce travail, d'exprimer nos sentiments de reconnaissance et de gratitude à tous les maîtres qui nous ont dirigé dans nos études.

Nous remercions particulièrement MM. les docteurs Maurice Polosson, Rochet, Vinay, Bondet, dont nous avons été tour à tour l'externe dans les hôpitaux. Nous sommes vivement reconnaissant à M. le professeur Bondet de l'honneur qu'il nous fait en acceptant la présidence de cette thèse.

A l'hôpital Saint-Joseph où nous avons rempli les fonctions d'interne, nous avons trouvé aussi des maîtres dévoués et bienveillants.

Je ne saurais oublier la cordialité avec laquelle j'ai été toujours accueilli par MM. les Dr Goullioud et Rafin.

M. le Dr Clément, dont nous avons été l'interne pendant un an, s'est toujours montré plein de sympathie à notre égard. Nous n'oublierons jamais son enseignement si clinique et si pratique. C'est à M. le Dr Clément que nous devons le sujet de cette thèse ; nous sommes heureux de pouvoir ici lui exprimer toute notre vive et sincère reconnaissance.

Nous remercions également M. le Dr Pont pour son amabilité à notre égard et ses nombreux conseils.

Nous n'oublierons jamais les amis que nous avons trouvés à Lyon, durant nos études. Nous ne leur disons pas adieu mais au revoir.

ÉTUDE CLINIQUE

SUR LE TRAITEMENT

DES

ÉPANCHEMENTS PLEURÉTIQUES

PAR L'ANTIPYRINE

Quand on parcourt les différents traités de thérapeutique au sujet des épanchements pleurétiques, il semble ressortir que la thoracentèse seule en soit le traitement efficace applicable.

Les traitements médicaux, eux, sont simplement indiqués, passés rapidement en revue et rejetés, car on ne doit attendre d'eux aucun résultat ou bien parce que leur absorption prolongée devient trop dangereuse ; l'inconvénient est plus grand que le remède.

Parmi ces traitements médicaux, que l'on a tort de juger aussi sévèrement, il en est un qui mérite considération, car il donne des résultats très rapides, très efficaces. *Nous voulons parler du traitement des épanchements pleurétiques par l'antipyrine.*

L'antipyrine, elle aussi, a été accusée de nombreux méfaits et possède la réputation de médicament incertain. Sa valeur en médecine pourtant est supérieure et incontestable.

Son action antithermique, antinévralgique, son action spécifique dans le rhumatisme sont connues, et ont fourni les sujets de nombreux travaux, surtout de la part de l'École lyonnaise.

Sa nouvelle action, d'antifermentescible, d'antiseptique, si bien mise au point par Visbecq dans sa thèse de 1892, semble encore méconnue. Ce travail n'est qu'une confirmation clinique de ces recherches expérimentales.

Pour cela, nous avons éliminé systématiquement tous les épanchements d'origine rhumatismale. Tous les malades, dont nous publions les observations, sont indemnes de rhumatisme. Il ne s'agit donc ici que des pleurésies inflammatoires aiguës avec épanchement, pleurésies primitives et également pleurésies secondaires, pleurésies chez des tuberculeux ; enfin, des pleurésies purulentes. Tous ont été passés en revue et tous ont été soumis au même traitement.

C'est en 1891, pour la première fois, que M. le Dr Clément signale les heureux effets obtenus par lui dans le traitement des épanchements pleurétiques par l'antipyrine. Mais, à ce moment-là, il n'en avait encore que quelques cas.

Depuis cette époque, on ne trouve aucune publication, aucun travail fait sur cette médication par l'antipyrine.

Ayant eu l'honneur de passer pendant un an dans le service de M. le Dr Clément, comme interne, à l'hôpital Saint-Joseph, et ayant pu constater ainsi de nous-même les heureux résultats dus à cette médication appliquée couramment par notre maître, nous avons, sur ses conseils, réuni les observations s'y rapportant, présentant ainsi le fruit de dix années d'expérience clinique.

Au début, partisan de la thoracentèse et maintenant de plus en plus convaincu de l'action rapide, efficace de l'antipyrine, M. Clément ne considère plus le trocart que comme un instrument de la dernière heure. D'abord l'antipyrine puis le trocart, tel est l'axiome que nous pourrions émettre.

Les malades soumis à la médication antipyrinique sont tous des malades présentant des épanchements de 1000 à 1500 grammes, dont le début remonte à quinze jours, trois semaines, un ou deux mois. N'admettant pas la pleurésie comme une maladie cyclique, nous ne tiendrons aucun compte de la date du début. Nous ne pouvons présenter que deux observations de grands épanchements. Cas « urgents » où l'on a affaire à une véritable inondation de la plèvre, où la matité remonte à la clavicule, le cœur est déplacé, accompagnés de dyspnée de cyanose. M. Clément en a eu plusieurs observations, nous n'avons pu malheureusement les retrouver.

Chez tous ces malades, les résultats ont été les mêmes et l'antipyrine s'est montrée comme un médicament véritablement actif, efficace et rapide.

Dans ce travail, nous ne voulons pas faire le procès de la thoracentèse et non plus poser l'antipyrine comme le seul et véritable remède de la pleurésie, non. Nous voulons seulement démontrer que dans le traitement de l'épanchement pleurétique, la médication antipyrinique ne doit pas être une quantité négligeable, qu'il faut compter sur elle, parce qu'elle a une action vraiment rapide, vraiment efficace.

Elle nous a toujours donné, dans le sujet qui nous intéresse, de très bons résultats. On l'essayera donc au début de toute pleurésie.

D'autre part enfin elle est inoffensive, sans danger, quand elle est bien manipulée.

En outre, elle servira au diagnostic, car, nous le verrons, elle échoue dans certains cas.

L'antipyrine et le trocart se compléteront l'un l'autre.

Nous nous sommes trouvé à la tête d'un stock considérable d'observations que nous aurions voulu toutes signaler ici, malheureusement beaucoup étaient incomplètes.

Nous avons dû faire un choix parmi elles. Si quelques-unes sont encore un peu incomplètes, elles n'en sont pas moins toutes concluantes.

Les 40 observations que nous publions ont été prises soit dans les anciens services de M. Clément à l'Hôtel-Dieu, soit dans ses nouveaux services à l'hôpital Saint-Joseph.

Nous basant sur la clinique et les résultats obtenus, nous les avons divisées en trois groupes.

Le premier, qui va jusqu'à l'observation XX inclusivement, renferme toutes celles concernant ce que nous appelerons avec Dieulafoy les pleurésies *a frigore*, pleurésies survenant brusquement chez un individu bien portant et s'accompagnant de phénomènes généraux très marqués.

Le second comprend les épanchements franchement tuberculeux, c'est-à-dire survenant chez des sujets présentant des antécédents de tuberculose, ou ayant, au moment de l'épanchement, des lésions tuberculeuses en pleine évolution.

Le troisième enfin comprend les épanchements contre lesquels l'antipyrine échoue. Ce médicament a en effet des insuccès parfois, et c'est d'ailleurs le côté intéressant de la question ; ce sont les pleurésies hémorragiques, purulentes, et certaines formes d'épanchements séreux à allure anormale.

Notre travail se divise en deux chapitres. Dans le premier, nous exposons la méthode thérapeutique de notre maître et nous passons en revue les résultats obtenus sur chacun des groupes signalés plus haut.

Dans un second chapitre enfin, et ne nous basant toujours que sur les observations que nous donnons, nous dirons quelques mots sur les prétendus inconvénients de cette médication.

D'ores et déjà nous dirons que ce chapitre sera court, car l'antipyrine étant un médicament inoffensif, il ne présente aucun danger. Nous n'avons relevé aucun accident dû à cette médication, durant notre passage dans le service du Dr Clément, et pourtant les malades traités par l'antipyrine, soit typhiques, soit pneumoniques, soit rhumatisants, y sont fort nombreux.

CHAPITRE PREMIER

CLINIQUE THÉRAPEUTIQUE

Le diagnostic de pleurésie, plutôt d'épanchement, étant bien posé, on commencera par tracer au crayon de nitrate d'argent les limites supérieures de la matité, ce qui permettra d'avoir un point de repère sur lequel on se basera pour noter jour par jour la différence de niveau. Le crayon de nitrate d'argent laissant, on le sait, des traces persistant pendant plusieurs jours, on aura ainsi un point de comparaison avec la nouvelle limite d'épanchement.

Que l'affection soit accompagnée de fièvre ou non, qu'il s'agisse soit de ce que nous avons groupé dans les épanchements *a frigore*, soit d'un épanchement chez un tuberculeux et à n'importe quelle période, la médication sera la même. On donnera 8 grammes d'antipyrine.

M. Clément considère la dose de 6 grammes comme nécessaire et suffisante. Au-dessous de 6 grammes en effet on s'expose à un insuccès et, comme il n'y a aucun inconvénient à donner 8 grammes, il est préférable d'arriver à cette dose qui sera alors véritablement efficace. Quelquefois la dose de 6 grammes ne donne aucun résultat, et on est obligé de l'élever à 8, pour constater de suite un abaissement (obs. IX). On pourra toutefois ne donner que 6 grammes dans les épanchements de faible étendue. (obs. XIII, XIX, XXVII).

L'antipyrine est donnée en cachets de 1 gramme, que le malade prendra de trois heures en trois heures. Ce genre d'administration est en général facilement accepté. L'ingestion en est d'ailleurs facilitée à l'aide d'un peu d'eau édulcorée ou bien faiblement rougie. On peut la donner aussi sous forme de prises de 1 gramme que le malade prendra avec de l'eau sucrée : ou encore on pourra l'administrer par la voie rectale en lavements, pour les rares malades qui ont de l'intolérance stomacale. Mais le médicament étant donné par la voie rectale, on est moins sûr de son action thérapeutique, parce que tout dépend de la façon dont les lavements sont conservés.

Cette administration fractionnée du médicament en rend l'absorption inoffensive, et tous les malades s'y soumettent très volontiers.

Et voici ce que l'on constate : pour procéder par ordre et en nous basant sur la division exposée plus haut dans la classification de nos observations, nous considérerons tout d'abord l'action du médicament sur le premier groupe, c'est-à-dire les épanchements *a frigore*.

§ I. Épanchements *a frigore*

Chez tous ces malades, l'affection a été prise environ quinze jours, trois semaines après le début. Chez tous également les limites supérieures de l'épanchement au niveau de la pointe de l'omoplate, il s'agit donc d'épanchements assez considérables que l'on peut évaluer à 1000-1500 grammes. Chez quelques-uns, l'épanchement était plus considérable ; on avait affaire à une véritable inondation de la plèvre.

(Obs. X, XIV, XXXIX) Avec déplacement du cœur, dyspnée, cyanose, cas où la thoracentèse semblait urgente.

Tous ont reçu 8 grammes d'antipyrine, sauf trois (obs. XIX, XVI, XIII) qui n'ont reçu que 6 grammes par jour, parce qu'il s'agissait dans ces trois cas d'épanchements peu abondants.

En règle générale, vingt-quatre, quarante-huit heures après le début de la médication, on constate déjà un abaissement notable (4 à 8 centimètres) de la ligne supérieure de la matité absolue.

En même temps, le malade accuse une amélioration de son état général, les points de côté disparaissent, la respiration se fait mieux, est plus libre, la température baisse.

On continue la médication et l'on ne tarde pas à noter la disparition complète de l'épanchement au bout de quatre à six jours, caractérisée par la réapparition des vibrations thoraciques, le retour du murmure vésiculaire et la disparition complète de la matité absolue remplacée par de la submatité qui disparaîtra bientôt.

Malgré la résolution complète et la disparition de la fièvre, la médication sera continuée encore pendant plusieurs jours, et même dans les cas où l'évolution de la maladie s'est faite sans fièvre. La médication sera continuée pendant une sizaine de jours environ après la guérison, en diminuant progressivement la dose.

En général, la durée du traitement est de neuf jours en prenant, bien entendu, la moyenne de tous les cas que nous avons classés dans ce premier paragraphe. Il faut donc que l'apyrexie soit entière, ne pas supprimer l'antipyrine dès que l'on constate la résolution, mais la prolonger encore, sous peine de voir le liquide se reproduire (obs. IX).

Cette suppression peut être brusque ou progressive (obs. I, IV). Nous n'avons absolument constaté aucune variation, soit à la suppression brusque, soit à la suppression progressive.

A côté de cette disparition plus ou moins rapide du liquide, il est intéressant d'étudier la courbe de la température, le médicament agit sur elle également.

Si nous nous reportons aux deux courbes reproduites à la suite de l'observation XXII, et qui représentent les courbes moyennes de toutes les pleurésies *a frigore*, nous constatons une chute progressive, aboutissant en peu de jours après quelques oscillations autour de 38-39 à l'apyrexie complète.

En regard de cette courbe de température, nous avons mis celle que l'on peut obtenir en notant régulièrement jour par jour l'abaissement de la ligne supérieure de la matité absolue. Pour cela, nous avons mesuré exactement la hauteur qui sépare la pointe de l'omoplate de la base extrême du poumon, puisque ce sont ces limites que nous constatons en grande majorité dans ces vingt-deux observations, ce qui nous donne 24 centimètres et, si nous donnons 8 centimètres à la largeur des quatre doigts, nous voyons que l'on peut facilement, sur le tracé des feuilles de température, obtenir une courbe — la courbe pleurale.

Si, maintenant, nous comparons les deux courbes, d'un côté température, de l'autre plèvre, nous voyons qu'elles se correspondent exactement. Au deuxième, troisième jour, la courbe pleurale baisse progressivement, ainsi que celle de la température, pour aboutir à o quand nous arrivons à l'apyrexie.

La deuxième feuille vient confirmer ce quē nous disions plus haut, que si nous supprimons l'antipyrine trop tôt, l'épanchement se reproduit — nous y voyons, en effet, la courbe pleurale remonter pour retomber dès que l'on rétablit la médication.

De cette étude comparative : d'un côté température, de l'autre courbe pleurale, nous voyons que l'évolution de notre pleurésie peut se subdiviser en trois parties, en trois stades.

Dans le premier, qui correspond à la chute de la température, la matité persiste, mais l'état général s'améliore.

Dans le deuxième, qui est le stade des oscillations, la matité baisse de 4 à 8 centimètres. A ce moment, ne pas supprimer l'antipyrine.

Dans le troisième enfin, apyrexie complète — la résolution est déjà faite — on peut supprimer la médication. Mais en général on la prolonge pendant quatre ou cinq jours.

Ce que nous venons d'énumérer se conforme absolument aux observations de ce premier groupe de pleurésies.

La durée du traitement est en rapport exact avec la

chute d'un côté de la température, de l'autre de la matité pleurale.

Ces tracés nous paraissent typiques des pleurésies primitives *a frigore*, et tous les malades à qui elles se rapportent sont tous des sujets chez lesquels on n'a pas trouvé de tuberculose, même longtemps après.

§ II. Epanchements chez les tuberculeux.

Ce groupe, qui comprend les observations XXII à XXXIII, est celui des pleurésies survenant chez des sujets chez qui nous avons relevé des antécédents en faveur de la tuberculose ou ceux chez qui apparait un épanchement pendant l'évolution de la tuberculose.

Dans ce groupe nous avons fait rentrer les sujets où, au premier abord, on aurait pu croire à une pleurésie primitive, mais qui devenaient tuberculeux ou tout au moins présentaient des dispositions trop marquées à la tuberculose par suite de la persistance de la température, malgré la continuation du médicament et la disparition complète dès le début de l'épanchement.

Dans cette seconde classe, la médication, son application, sont en tout semblables à celles du premier groupe — 8 grammes en cachets de 1 gramme toutes les trois heures.

Mais ici, ce qui varie le plus c'est la courbe de la température qui ne présente plus le même aspect.

Dès lors les deux courbes, pleurale et température, ne concordent plus. La résolution se fait rapidement tandis que la température est longue à tomber, le deuxième stade se prolonge (obs. XXII et prend la forme allongée, dure facilement un mois. Nous basant sur l'énoncé de plus haut, nous continuerons l'antipyrine pendant toute la durée de ces oscillations, car l'épanchement se reproduirait à coup sûr. D'autres fois, l'apyrexie se produit assez vite, puis la température remonte rapidement. D'autres fois enfin, dès le début, la température fait de grandes oscillations sans subir aucune modification de par le fait de la médication.

Mais il ne faut pas compter dans ces cas sur la disparition complète de la fièvre, car c'est une fièvre de tuberculeux. Tous ces faits sont d'ailleurs connus et l'on sait la résistance toute particulière que la tuberculose, au point de vue de la fièvre, offre à l'antipyrine (Rollet, *Lyon médical*, 1890).

Le point important, c'est qu'à coup sûr, chez un sujet qui au moment de sa pleurésie, sans avoir aucun signe de la tuberculose, présente ces résistances de la température, deviendra sous peu un tuberculeux, et il est rare, en effet, que ces malades quittent le service sans présenter des sommets suspects.

Ceci montre bien l'action élective du médicament sur le liquide épanché. Celui-ci se résout rapidement, tandis que les oscillations de la température continuent.

Nous ajouterons enfin que tous ces malades supportent sans beaucoup d'inconvénient l'antipyrine, qui parfois est prolongée chez eux très longtemps. Nous n'avons pas noté de collapsus, ni d'augmentation des sueurs. Quelques malades peuvent se plaindre de sueurs profuses par moment, mais c'est un accident qui ne dure pas et disparait rapidement.

Ces deux groupes comprennent donc les épanchements chez lesquels la médication antipyrinique est favorable.

Dans le dernier nous faisons rentrer les cas contre esquels l'antipyrine échoue.

§ III. Pleurésies hémorragiques, purulentes, enkystées.

Lorsque la médication au bout de trois à quatre jours est restée sans action sur l'épanchement (XXXIII), ou lorsque l'épanchement, après avoir cédé, se reproduit quelque temps après, faites une ponction, vous retirerez le plus souvent du liquide hématique ou purulent.

Dans certains cas, l'antipyrine peut donc servir de critérium. Il se passe là ce qui advient pour les rhumatismes blennorragiques ou tuberculeux, qui résistent absolument à la médication.

L'exemple le plus typique est celui qui nous est fourni par l'observation XXXIV, qui est celle d'une malade présentant un double épanchement ; l'un est guéri par l'antipyrine, tandis que l'autre qui résistait était hématique.

Enfin il est une autre classe d'épanchements qui, bien que séro-fibrineux, résistent au traitement par l'antipyrine (obs. XXIX et XL). La première est intéressante en ce qu'elle nous montre un épanchement formidable, avec cyanose, dyspnée, « cas urgent » qui cède très rapidement à l'antipyrine mais pour se reproduire et prendre surtout une forme enkystée.

La seconde nous montre que l'antipyrine est très bien supportée par un sujet dont les reins fonctionnaient mal, qui avait de l'œdème généralisé. L'épanchement commençait à céder, et même semblait vouloir disparaitre complètement, mais il restait une partie qui s'était enkystée et qui résistait à la médication.

Ces formes spéciales, qui d'ailleurs n'ont pas cédé à la thoracentèse et qui se sont reproduites, semblent montrer l'insuccès de l'antipyrine contre ces pleurésies enkystées où le liquide se trouve sous une pression très grande. Pourquoi cette résistance ? Le liquide retiré est citrin, a tous les caractères de celui des épanchements fibrineux, inflammatoires, aigus ; faut-il admettre une virulence plus grande de ces sortes d'épanchements? Quoi qu'il en soit, on ne peut exiger de la médication interne une énergie supérieure à l'intervention.

De ces derniers faits on peut donc dire que tout épanchement qui résiste à l'antipyrine est ou hématique, ou purulent, ou qu'il a peu de chance, quand il est séro-fibrineux, de guérir par la thoracentèse, il est au-dessus des ressources de l'art.

Enfin, nous ajouterons ici que dans tous ces épanchements séro-fibrineux ponctionnés après avoir été soumis avec insuccès à la médication antipyrinique, nous avons trouvé la réaction par le perchlorure de fer positive, montrant bien la présence de l'antipyrine en son intérieur.

En somme, de cette longue série de malades traités par l'antipyrine, il ne découle aucune contre-indication. Tous les malades, quels qu'ils soient, pleurétiques, pourront donc être sans crainte, soumis au traitement. Administré à doses fractionnées, le médicament donne de très bons résultats, sans occasionner d'accident.

CHAPITRE II

DES ACCIDENTS

Toute médication a ses inconvénients, ses accidents. Toutefois, on a exagéré beaucoup au sujet de l'antipyrine, qui doit plutôt être considérée comme un médicament sans danger, inoffensif lorsqu'il est manipulé intelligemment.

La susceptibilité de chaque individu est très variable. Les conditions dans lesquelles nous nous sommes trouvé nous ont permis, plus qu'à tout autre, de constater les faits et de mettre les choses au point.

Le danger sur lequel les auteurs semblent le plus insister est le *collapsus*.

En somme, qu'entend-on par collapsus? Le collapsus est caractérisé non seulement par de l'abaissement de la température centrale, mais encore par de la cyanose, de l'anxiété, de la petitesse du pouls, de l'affaiblissement cardiaque, réfrigération des extrémités, état cholériforme.

Nous parlerons franchement : jamais, nous n'avons rien vu de semblable, et nous pouvons l'affirmer en toute sincérité, nous n'avons jamais vu mourir de pleurétique dans le collapsus imputable à l'antipyrine. Ce que nous avons constaté quelquefois, c'est de l'abaissement de la température centrale, tel le cas de ce malade, un scoliotique, porteur d'un léger épanchement de la base droite, dont la température, sous le fait de la médication, tomba à 35 degrés et s'y maintint pendant plusieurs jours. Eh bien, malgré cette hypothermie, à aucun moment notre malade ne se trouva mieux que lorsqu'il avait 35. Il éprouvait, en effet, une sensation de bien-être, une amélioration notable.

Les autres inconvénients que nous allons signaler, sont un peu plus fréquents peut-être, mais ne présentent jamais de caractère de gravité bien inquiétante.

Les *sueurs* (obs. XXXIX) que l'on note quelquefois, n'atteignent pas toutefois une intensité bien grande. Relatées assez consciencieusement dans les observations que nous publions, elles nous ont paru assez rares, et quand elles apparaissent, ce n'est qu'incidemment et sans jamais persister bien longtemps.

Les *éruptions*, signalées également par nombre d'auteurs comme un inconvénient des plus fréquents dus à la médication antipyrinique, sont, en somme, assez rares. Nous ne les avons contatées nous-même que très peu souvent. En tout cas, elles ne sont pas une contre-indication, on continuera sans inconvénient le médicament et l'éruption ne tardera pas à disparaître.

Plus fréquents, plus marqués seraient assurément les *vomissements*, les *nausées*. Mais, là encore, rien d'alarmant, rien d'effrayant. L'administration par la voie rectale est le meilleur des remèdes dans ces cas-là. Parfois, aussi, l'adjonction d'un peu de bicarbonate de soude arrivera rapidement à calmer ces légers troubles gastriques, qui, eux aussi, n'ont jamais atteint des limites exagérées.

Ces différents symptômes, très fréquemment, ne sont que passagers et s'amendent spontanément.

Enfin, disent les auteurs, l'antipyrine « ferme le rein ». Si l'on consulte nos observations, on verra, en effet, une légère diminution de la diurèse, dans certains cas; dans d'autres, la quantité des urines reste normale. Nous signalerons, à ce sujet, un malade, dont malheureusement nous n'avons pu donner l'observation, et qui était encore en traitement à l'hôpital Saint-Joseph au moment de la rédaction de ce travail, qui urinait malgré l'antipyrine, régulièrement 1000 à 1200 grammes d'urines.

Plus haut, nous avons relaté le cas de ce malade qui présentait de l'œdème généralisé; les urines à son entrée et avant l'institution du traitement étaient très rares, la quantité des urines resta la même avec 8 grammes d'antipyrine, elle resta également la même avec XL gouttes de digitaline cristallisée et 2 grammes de théobromine.

Nous admettons assurément que l'antipyrine diminue la quantité des urines, mais relativement peu; nous n'admettrons pas qu'elle arrive à « fermer le rein ». Non, elle ne possède pas une action aussi nocive.

L'efficacité de l'antipyrine est aussi rapide, aussi manifeste chez les jeunes que chez les adultes et les vieillards. Dans nos observations, nous avons des malades d'un peu tous les âges, à partir de quinze ans jusqu'à soixante-dix. Chez les jeunes, la dose du médicament devra être moins élevée, 4 ou 5 grammes. Elle sera aussi bien supportée d'un côté et de l'autre, et n'offrira pas plus de danger.

Nous sommes donc convaincu de son action utile et inoffensive, si le médicament est pris comme nous l'avons indiqué, à dose fractionnée, de trois heures en trois heures, et non en dose massive, comme l'ont indiqué certains cliniciens.

En face de ces considérations et des résultats obtenus, nous dirons donc qu'il sera utile, chaque fois que l'on se trouvera en présence d'un pleurétique, d'essayer la médication antipyrinique.

La thoracentèse a elle aussi son utilité, sa nécessité ; nous ne la repoussons pas. Ce que nous avons voulu faire ressortir dans ce travail, c'est qu'en dehors de la thoracentèse, il peut exister une médication interne, et qu'il n'y en a aucune qui donne des résultats comparables à ceux de l'antipyrine. Aucune ne peut comme elle, à coup sûr, faire disparaître un épanchement pleural en quarante-huit heures, comme nous l'avons vu quelquefois.

Cette résolution, moins rapide que celle produite par la thoracentèse, qui enlève en quelques minutes une masse liquide qui pourrait avoir son utilité, qui pourrait être considérée comme favorable au poumon malade, cette résolution plus lente due à l'antipyrine serait préjudiciable au malade. Pinquet dans sa thèse de 1899 insiste sur la tuberculisation rapide du poumon après la thoracentèse ; peut-être à ce point de vue-là, la médication interne serait-elle supérieure, préférable.

Il reste bien évidemment à établir d'une façon plus certaine l'action rapide du médicament dans les cas de vastes épanchements, nous n'en donnons à regret que deux observations.

Notre médication n'agit, il est vrai, que sur l'épanchement, non sur la lésion, dans les cas de tuberculose, mais à ce point de vue elle est égale à la thoracentèse.

Dans les cas véritablement aigus, inflammatoires, son action serait plus certaine, plus complète. Dans les cas de pleurésies secondaires autres que les pleurésies tuberculeuses, pleuro-pneumonies, pleurésies consécutives à des pneumonies, l'action du médicament est aussi manifeste.

D'ailleurs, son pouvoir antiseptique, antifermentescible, antitoxique, dans le sujet qui nous occupe, est le seul qui doive être admis. Dans les pleurésies, l'antipyrine ne saurait agir autrement. En somme, c'est bien la confirmation clinique de la thèse de Visbecq, comme nous le disions au début.

Et c'est cette variété dans ses différentes actions, qui fait la valeur de cette médication.

En 1892, M. le professeur Mayet avait raison de dire : « C'est un médicament d'avenir » car, ajouterons-nous avec M. Clément : « C'est le médicament le plus certain, le plus puissant ques nous possédions en médecine. »

OBSERVATIONS

OBSERVATION I

D..... Jean, trente et un ans, ferblantier.

Entré à Sainte-Jeanne le *15 avril 1891*.

Rien à signaler dans les antécédents héréditaires ni dans les antécédents personnels. *Jamais de rhumatisme.*

Son affection remonte à quinze jours. A ce moment il eut des frissons répétés, puis un point de côté à droite, accompagné de toux et de dyspnée. Depuis huit jours, la dyspnée est devenue plus marquée.

A *son entrée*, il se plaint surtout de sa dyspnée et de son point de côté. Au repos, il ne tousse pas, la toux ne survient qu'au moindre déplacement du malade.

L'examen révèle l'existence d'un épanchement assez abondant du côté droit, caractérisé par la perte des vibrations thoraciques, l'égophonie et bronchophonie surtout sur la ligne axillaire. Dans toute l'étendue de la zone mate, mais surtout à sa partie supérieure, abolition du murmure vésiculaire, qui est remplacé par un souffle doux, beaucoup plus accusé en dehors et que l'on perd à peu près complètement à la base. Ni râles, ni frottements.

La matité laisse une encoche contre le rachis et remonte en passant au-dessous de la pointe de l'omoplate pour redescendre ensuite en avant assez obliquement. Sensation de flot très nette.

17 avril. — L'épanchement a augmenté, il empiète de 3 à 4 centimètres sur l'omoplate et descend très peu obliquement en avant jusqu'au niveau du mamelon. Le déplacement de la matité est très net.

Tous les autres signes d'un épanchement sont aussi nets qu'hier.

Urines 1000 grammes.

On donne 8 grammes d'antipyrine.

18 avril. — L'épanchement a diminué de deux travers de doigt, et régulièrement sur toute la ligne de matité déterminée hier.

Le malade dit uriner davantage. Pas de transpirations.

Sensation de bien-être.

20 avril. — L'épanchement diminue toujours. Dans la zone où l'on ne trouve plus de matité absolue, on perçoit facilement les vibrations. On trouve également un souffle plus superficiel qu'auparavant.

En somme, il reste encore du liquide, mais peu. Le poumon parait tassé atélectasié.

21 avril. — La sonorité est revenue jusqu'à la base, incomplète, il est vrai; les bruits respiratoires s'entendent sous forme d'un souffle léger, les vibrations thoraciques sont perceptibles.

En somme, *résolution complète.*

Urines . . . . *1050.*

Cette nuit, pour la première fois, quelques sueurs, mais insignifiantes.

On ne donne que 6 grammes.

22 avril. — La sonorité est meilleure encore qu'hier jusqu'à la base. La respiration s'entend mieux, elle est toujours soufflante, mais on commence à percevoir l'expansion pulmonaire.

Le malade se sent mieux. Il dit que l'antipyrine ne le fatigue pas; l'appétit est bon, pas de nausées; il accuse seulement quelques tiraillements d'estomac. *Pas de sueurs.*

Urines	1100
Densité.	1035
Urée	29,72

23 avril. — L'amélioration persiste, les vibrations thoraciques se perçoivent jusqu'en bas. Plus d'oppression, plus de douleur. La respiration est toujours soufflante, mais le souffle est de plus en plus superficiel. *Pas de sueurs.*

Urines	1160
Densité.	1033
Urée.	34,86

24 avril. — *Urines.*

Quantité	850
Densité.	1031
Urée.	23,65

25 avril. — On supprime l'antipyrine.
La résolution est complète.
Urines.

Quantité	900
Densité.	1031
Urée.	23

27 avril. — *Urines.*

Quantité	1000
Densité.	1027
Urée	29,105

On met un vésicatoire.
29 avril. — Le malade s'en va guéri.

OBSERVATION II

Pleurésie au septième jour d'une pneumonie.

Pierre C...., cultivateur, trente-trois ans, entre le 29 novembre 1888, dans le service de M. Clément, à l'Hôtel-Dieu, en se plaignant d'un point de côté à gauche, avec dyspnée.

Il a toujours joui d'une bonne santé.

L'affection actuelle a débuté il y a quatre jours, par un violent point de côté à gauche, avec frissons intenses et dyspnée. Presque immédiatement expectorations sanguinolente. A son entrée la température = 40 degrés.

On trouve du côté gauche, en dessous de l'omoplate, une zone de submatité, au niveau de laquelle on entend un souffle dont le maximum est au niveau de la pointe de l'omoplate, avec bronchophonie et pectoriloquie aphone. En même temps bouffées de râles crépitants dont le maximun est en dehors, près de la ligne axillaire.

L'expectoration muco-séreuse, est finement spumeuse, avec teinte légèrement caramélisée.

Langue un peu sèche avec enduit saburral. Le diagnostic de pneumonie est bien net. On institue le traitement et on donne 1 gramme d'antipyrine toutes les trois heures.

30 octobre. — Chute de 6 à 37 degrés.

Le malade ne prend que 2 grammes.

Respiration 28. — Pouls 72. — En même temps amélioration de tous les signes stéthoscopique. Le souffle existe toujours mais moins intense, on a des râles sous-crépitants. Expectoration toujours un peu colorée.

31 octobre. — Amélioration toujours sensible. L'expectoration se décolore, la température a été hier de 38,3, ce matin 37,1.

1er novembre. — Mais brusquement, hier soir, la température est montée à 40 degrés, en même temps réapparition du point de côté. On constate tous les signes d'un *épanchement pleurétique* qui occupe la moitié inférieure du poumon gauche.

Les crachats sont rouillés.

On donne 1 gramme d'antipyrine toutes les trois heures.

3 novembre. — Le 31 octobre et le 1er novembre la température a oscillé entre 38,7 et 40.3 depuis que le malade prend régulièrement son cachet de 1 gramme d'antipyrine toutes les trois heures.

La température est tombée à 37,2 le matin, 37,6 le soir.

D'autre part, la matité absolue a disparu. L'épanchement est bien résolu et a disparu en deux jours. Il reste seulement des signes d'hépatisation avec souffle et râles sous-crépitants.

État général très bon. Pas de sueurs, pas de vomissements.

5 novembre. — L'apyrexie se maintient. L'épanchement ne s'est pas reproduit. La pneumonie est aussi résolue. Expectoration incolore, ne prend que 4 grammes d'antipyrine.

13 novembre. — Le malade a pris jusqu'au 9 seulement 4 grammes d'antipyrine par jour, pour la cesser définitivement.

Guérison complète. Le malade s'en va.

Malgré les 8 grammes d'antipyrine, pas de collapsus.

Le dynamomètre a d'ailleurs toujours indiqué une puissance qui est restée la même, 30 kilogrammes.

En somme, seize jours de traitement. Epanchement résolu après deux jours de médication avec 8 grammes d'antipyrine.

L'étude de la courbe de la température prise seulement après l'apparition de l'épanchement est bien la courbe typique d'un épanchement *a frigore*.

Pendant le premier jour des 8 grammes, chute brusque de la température, puis justement correspondant à l'abaissement progressif de la ligne supérieure de la matité de l'épanchement.

A l'apparition de l'épanchement température $=40$, puis le lendemain 40,3, malgré 8 grammes, due sans doute à hépatisation sous-jacente, puis chute brusque à 37, et réascension à 38,6. Le lendemain, jour de la constatation de la disparition de la matité $=$ apyrexie, malgré persistance de souffle.

OBSERVATION III

Broncho-pneumonie à la base gauche. — Épanchement pleurétique à la base droite. — Traitement par l'antipyrine. — Guérison.

Paul F..., dix-neuf ans, tripier. Entre *le 6 mars 1889* à Sainte-Jeanne.

On ne relève rien dans les antécédents héréditaires.

S'est toujours bien porté.

Depuis un mois et demi le malade tousse, et depuis huit jours se plaint d'un point de côté à droite.

A son entrée, il tousse toujours et se plaint de son point de côté à droite, qui cependant serait moins marqué. Céphalée. Langue saburrale et rouge à la pointe. A l'auscultation, râles sibilants disséminés sur toute la hauteur des poumons.

11 mars. Le point de côté a disparu et la température est tombée. Pas d'albumine dans les urines.

La toux est moindre. On trouve toujours quelques râles muqueux dont le principal foyer est à la base gauche.

14 mars. — Depuis le 11 au soir, la température est remontée à 39°2 pour s'élever jusqu'à 39°6, affectant ainsi la marche ascendante en gradin d'une dothiénentérie. Le soir, malgré 4 grammes d'antipyrine, le malade a eu 39°8. Il est plus abattu, sa parole est plus hésitante ; le facies est vultueux, la langue est rouge, pointillée sur les bords. Hypertrophie de la rate, 10 centimètres transversalement et 7 centimètres verticalement. Le ventre n'est pas ballonné.

Pas de diarrhée. Un peu de dyspnée, plus de point de côté.

A la base gauche, on trouve toujours un foyer de râles muqueux très net.

Matité absolue dans le tiers inférieur droit, avec perte des vibrations thoraciques, obscurité de la respiration sans souffle. Bronchophonie, en somme, épanchement du côté droit.

15 avril. — La température est montée hier à 40°3, malgré 4 grammes d'antipyrine. Ce matin elle est à 39,1.

On donne 8 grammes d'antipyrine.

18 avril. — La température oscille entre 37,8 et 38,8, Pouls 92. Respiration 28.

La matité du côté droit ne s'est pas étendue.

La respiration est moins soufflante dans la partie envahie par l'épanchement.

La langue est meilleure. Amélioration évidente.

20 avril. — La sonorité est revenue et, jusqu'en bas, on perçoit les bruits respiratoires un peu affaiblis. Les vibrations thoraciques sont sensibles.

23 avril. — L'épanchement est bien résolu. *On suspend l'antipyrine.*

OBSERVATION IV

Marie B.., cinquante-cinq ans, entre aux 4es femmes, le 18 avril 1891, en présentant tous les signes d'un épanchement abondant situé à gauche. La matité remonte jusque sur l'omoplate, en avant elle se poursuit jusqu'au troisième espace intercostal, en formant le long du rachis une encoche sonore qui descend jusqu'à la base du thorax et se déplace nettement par les changements de position de la malade.

Le début remonte à deux mois et demi. Jamais de rhumatisme.

Le cœur est un peu déplacé.

On donne seulement 6 grammes.

20 avril. — Mêmes limites de l'épanchement.

Urines. 850

Urée . . . . 6,95 par litre.

21 avril. — Pas de transpirations.

Urines. . . . . *800* grammes.

La matité absolue a complètement disparu faisant place à de la submatité. Les bruits respiratoires s'entendent; en somme, résolution de l'épanchement en vingt-quatre heures.

On donne 4 grammes.

22 avril. — Le thorax sonne jusqu'en bas, et le murmure vésiculaire s'entend nettement jusqu'à la base.

La malade a eu des transpirations cette nuit.

Urine . . . . 480 grammes
Urée 12.432

On donne 3 grammes.

25 avril. — Même état, plutôt meilleur, les transpirations persistent, mais la nuit seulement.

Urines . . . . 800 grammes.
Urée 13,51

24 avril. — La sonorité est complète, on entend nettement le murmure. Un peu moins de transpiration.

On supprime l'antipyrine.

Urines . . . . 490 grammes.
Urée 15,220

29 avril.

Urines . . . . 800 grammes.
Urée 8.645

La malade sort guérie.

OBSERVATION V

Pleurésie avec épanchement du côté droit.

F... Joseph, vingt et un ans, n'a jamais été malade, entre le 11 janvier 1898 pour un épanchement pleurétique dont le début remontait au 20 décembre 1897. L'état général est bon, légère dyspnée, point de côté siégeant à droite, vers la deuxième côte. Toux peu marquée avec légère expectoration muco-purulente. La température est à 39,6.

A l'examen physique. — Matité dans les deux tiers inférieurs du poumon droit, sa ligne supérieure atteint l'angle inférieur de l'omoplate. Abolition complète des vibrations. A l'auscultation, obscurité du murmure vésiculaire, avec, au niveau de la région moyenne, un souffle dont le maximum est à l'expiration, rappelant un peu le souffle tubaire, pectoriloquie aphone, égophonie. Au sommet la respiration est très forte, pas de râles.

Urines sans albumine.

On institue le traitement. — 8 grammes d'antipyrine.

A la date du 11 janvier. — On note de l'apyrexie complète = 37,6. En même temps on constate un abaissement de quatre travers de doigt de la ligne supérieure de la matité au niveau de l'épanchement avec retour des vibrations.

18 janvier. — L'épanchement est résorbé. Et le 2 février le malade sort complètement guéri.

OBSERVATION VI

Épanchement pleurétique de la base gauche.

T... Joseph, quarante et un ans, charpentier. Rien à noter dans les antécédents héréditaires. Est père de six enfants qui sont tous bien portants. A eu la fièvre typhoïde à dix-huit ans. Jamais de rhumatisme. La maladie actuelle remonte à *dix jours.*

Début par un frisson de moyenne intensité, puis point de côté à gauche, sous le mamelon.

On constate ce qui suit : à son entrée le *16 novembre 1899.*

En arrière la matité remonte jusqu'à la pointe de l'omoplate et forme une encoche près de la colonne vertébrale, dont le point déclive est à une différence de trois travers de doigt de la ligne supérieure de la matité. Obscurité complète de la respiration, sans souffle, sans pectoriloquie aphone, sans égophonie.

En avant la matité remonte jusqu'au septième espace.

La température est 39,8, le soir à l'entrée. État général est bon. Homme fort et vigoureux. Urines sans albumine.

17 novembre. — On institue le traitement : *8 grammes d'antipyrine.*

20 novembre. — On constate que la matité absolue a disparu jusqu'à la base : les vibrations thoraciques se perçoivent plus nettement et on entend l'inspiration encore faible. Le malade se sent très bien.

La température = 38.

21 novembre. — On entend le murmure vésiculaire.

24 novembre. — Les vibrations thoraciques sont très nettement perçues et on entend très bien la respiration. Persistance de submatité. *Apyrexie.*

29 novembre. — Le malade sort guéri. A aucun moment le malade ne s'est plaint de sueurs ni de malaise quelconque attribuable à l'antipyrine qu'il prend d'ailleurs, dit-il, aussi facilement qu'un bout « de sucre ».

Urines ont toujours été normales.

Au poumon, vibrations thoraciques se sentent bien, le murmure vésiculaire est très perceptible, sans râles, mais persistance de submatité.

OBSERVATION VII

Épanchement pleurétique du côté gauche.

T.... Louise, trente-neuf ans, domestique.

Père mort subitement à soixante-douze ans.

Mère morte d'affection abdominale indéterminée.

Une sœur bien portante.

Personnellement, rougeole à onze ans, une angine à vingt cinq ans. Pas d'autre affection à signaler; jamais de rhumatisme.

L'affection actuelle aurait débuté le 2 octobre 1898, par une douleur au niveau de la pointe de l'omoplate correspondant à un autre point en avant sur le mamelon; cette douleur, ressentie déjà huit jours auparavant très vive, avait disparu au bout de vingt-quatre heures. Depuis, cette douleur est très vive et étendue à tout le côté gauche. La malade s'est mise à tousser dès le début. Expectoration nulle, mais oppression assez marquée. Le décubitus latéral gauche impossible au début, la soulage maintenant.

A son entrée le 10 octobre 1898. — On ne constate aucune augmentation de volume du poumon d'aucun côté. On trouve *à la percussion :* matité avec résistance au doigt très marquée dans la moitié inférieure du poumon gauche. Vibrations abolies. La respiration est voilée et on n'entend qu'un souffle tubaire très intense jusqu'à la partie moyenne du poumon. La courbe de Damoiseau est assez exacte. Pas de râles.

Rien à droite.

A gauche, en avant, sous la clavicule, skodisme avec respiration diminuée. Vibrations normales.

La température est à 38,3.

11 octobre. — On institue le traitement : 8 grammes d'antipyrine.

19 octobre. — Depuis hier, apyrexie complète. État général bon. L'épanchement est bien résolu, mais persistance de submatité.

26 octobre. — On supprime antipyrine. Malade guérie.

A la date du 2 novembre la malade demande sa sortie.

L'épanchement est complètement résorbé, la sonorité est revenue jusqu'à la base. Le murmure vésiculaire s'entend sur toute la hauteur.

État général excellent.

Jamais de sueurs.

Urines ont toujours été à peu près normales.

OBSERVATION VIII

Épanchement de la base droite.

Es..., Barthélemy, quarante ans, jardinier.

Rien dans les antécédents héréditaires.

Un enfant bien portant.

Ethylisme. A trente-trois ans, broncho-pneumonie. Jamais de rhumatisme.

Entre le 16 mars 1899 à l'hôpital Saint-Joseph.

Il est malade depuis quinze jours. Cela a débuté par de la faiblesse dans les jambes, de la céphalée, puis un ou deux jours après est apparu un point de côté à gauche avec toux.

A son entrée, la toux est fréquente, quinteuse, apparaissant à l'occasion de mouvements. Expectoration abondante, muqueuse. Aux poumons, on trouve à *l'extrême base droite un léger épanchement se déplaçant avec les mouvements.* A l'auscultation pas de souffle. La température = 40 degrés.

17 mars. — On donne 8 grammes d'antipyrine.

20 mars. — On constate que la matité a disparu complètement et on perçoit les vibrations thoraciques.

Température = 37 degrés.

Pas de signes de tuberculose pulmonaire. N'a pas toussé.

OBSERVATION IX

François F.... quarante-cinq ans, charron.

Rien dans les antécédents héréditaires.

Frères et sœurs en bonne santé.

Marié, six enfants bien portants.

A l'âge de quarante ans, arthrite suppurée du genou gauche consécutive à une piqûre. Guérison rapide.

Pas d'autre maladie. *Jamais de rhumatisme.*

Entre le 8 janvier 1894.

Il y a quinze jours, le malade commença à tousser et à éprouver de légères douleurs dans les deux côtés. Il y a huit jours, l'acuité des deux points de côté l'obligèrent à prendre le lit. Son expectoration n'a jamais été que très liquide et un peu spumeuse. Il ne semble pas non plus avoir traversé de période fébrile interne.

On trouve : submatité assez marquée dans la moitié inférieure du poumon droit avec conservation des vibrations thoraciques, qui sont plutôt affaiblies. Dans toute l'étendue de ce poumon on n'entend pas un seul râle et ne constate que de la diminution du murmure vésiculaire sans souffle. Il n'y a rien à gauche.

Pas de dyspnée. Respiration = 20.

Le pouls est bon, régulier. Rien au cœur.

On donne seulement 6 grammes.

Température = 38°1. Urines sans albumine.

9 janvier 1891. — Hier soir 38,8. Ce matin 37.5.

Il n'y a pas de changement notable à l'auscultation, sauf cependant une modification de la voix qui se rapproche de l'égophonie et une pectoriloquie aphone nette.

Rien sous les clavicules.

On admet un léger épanchement établi en surface.

On donne 8 grammes.

Le côté droit persiste intense.

10 janvier. — La matité a notablement diminué à droite et les vibrations sont sensiblement égales des deux côtés.

Le malade se trouve mieux. Encore un peu de pectoriloquie aphone, pas de souffle.

11 janvier. — La température baisse régulièrement.

12 janvier. — Les vibrations thoraciques existent maintenant à la base droite. Le murmure vésiculaire s'entend, et on entend quelques rares bulles. Apyrexie.

Suppression de l'antipyrine.

13 janvier. — Température 37,8-38 degrés.

15 janvier. — La température est remontée jusqu'à 38.5 hier soir, ce matin 38 degrés.

La base droite sonne bien, les vibrations sont perçues, mais le murmure est très faible.

16 janvier. — Température = 18 degrés, 38°5.

L'épanchement ne semble pas pourtant s'être reproduit, mais la submatité est plus grande à la base.

On redonne l'antipyrine.

22 janvier. — Le côté droit est revenu à l'état normal. La sonorité est complète.

Température 37 degrés.

On supprime l'antipyrine.

29 janvier. — Le malade sort.

OBSERVATION X

Michel G..., quarante-deux ans, maçon.

Entre à Saint-Joseph le 18 décembre 1896.

Pas d'antécédent. héréditaires.

Pas de maladie antérieure, jamais de rhumatisme. La maladie actuelle remonterait à quinze jours; les débuts furent marqués par un point de côté violent au-dessous du mamelon gauche, et par une dyspnée continuelle et progressive avec toux quinteuse.

A son entrée, la température est de 39,1.

Examen. — Le côté gauche du thorax est agrandi de 2 centimètres. Les vibrations du même côté sont diminuées.

A *la percussion*, matité remontant jusqu'à la fosse sus-épineuse, en avant jusqu'à la clavicule.

Le cœur semble rejeté en haut et à droite et tend à devenir vertical. Les battements font entendre leur maximum au niveau de l'appendice xiphoïde.

A *l'auscultation* : souffle doux à la base, augmentant d'intensité dans la hauteur, avec bronchophonie, égophonie, pectoriloquie aphone.

Urines rares, rouges, sans albumine.

On donne 8 grammes d'antipyrine.

21 décembre. — On note la diminution de l'épanchement, la température = 37,3, 38,2.

23 décembre. — Le côté gauche sonne bien, la matité a disparu en arrière. Les vibrations thoraciques sont revenues La respiration obscure d'autrefois est remplacée par des râles sous-crépitants qu'on entend jusqu'aux bases. Le cœur est revenu à sa place.

En somme, l'épanchement est bien résolu, mais le traitement

par 8 grammes d'antipyrine a dû être continué pendant plus de quinze jours par suite de la présence de râles de pleuro-pneumonie, qui d'ailleurs a bien cédé également au traitement par l'antipyrine.

Malgré celle-ci, la température a toujours oscillé de plusieurs dixièmes pour arriver à la fin à l'apyrexie complète.

OBSERVATION XI

Gustave P..., quatorze ans, ébéniste, entre à l'hôpital Saint-Joseph le 24 juillet 1896 avec un épanchement pleural *droit* remontant en arrière jusqu'à la pointe de l'omoplate.

On donne 8 grammes d'antipyrine.

28 juillet. — Quatre jours après disparition complète de l'épanchement. Une ponction exploratrice pratiquée reste négative.

OBSERVATION XII

Joseph P..., soixante-neuf ans, maçon. Entre le 29 novembre 1898 à Saint-Martin.

On trouve à la base droite une zone de matité absolue, dont la limite supérieure forme avec la ligne de matité hépatique un angle sonore ouvert en haut. Abolition des vibrations, obscurité du murmure vésiculaire, pectoriloquie aphone.

Rien au cœur.

Urines : ni sucre, ni albumine.

On donne 8 grammes d'antipyrine.

30 novembre. — Pas de modification.

2 décembre. — Abaissement de quatre travers de doigt du niveau de la matité.

5 décembre. — On met un vésicatoire.

10 décembre. — L'épanchement est complètement résolu.

OBSERVATION XIII

Jean M..., quarante-cinq ans, corroyeur. Entre à Sainte-Jeanne, le 15 mai 1892, pour un épanchement de la *base droite* dont le début remonte à trois jours : matité, perte des vibrations thoraciques, obscurité complète de la respiration. Pas de température.

On donne 6 grammes.

19 mai. — La matité a complètement disparu.

23 mai. — L'épanchement est résolu. Toutefois, persistance de l'obscurité de la respiration.

On supprime l'antipyrine.

30 mai. — Sort guéri.

OBSERVATION XIV

Ambroise F..., soixante-deux ans. Entre à Saint-Joseph, le 24 janvier 1899, en présentant tous les signes d'un épanchement pleural gauche avec déplacement du cœur à droite à 2 centimètres à droite du sternum.

On donne 8 grammes.

25 janvier. — Le malade accuse amélioration notable. L'épanchement a baissé en avant de quatre travers de doigt et en arrière également.

30 janvier. — Amélioration persiste. La ligne supérieure de la matité baisse toujours.

1er février. — La résorption continue et paraît complète. La sonorité est revenue jusqu'à la base et on entend les bruits respiratoires.

On donne 6 grammes.

15 février. — Le malade est guéri, mais persistance de submatité.

OBSERVATION XV

Jean-Baptiste J..., vingt-huit ans. Entre à Sainte-Jeanne le *10 avril 1891* pour un épanchement de la base droite. Le traitement par l'antipyrine est appliqué.

21 avril. — On constate la disparition complète de l'épanchement.

Pas de sueurs.

Urines, 1100.

OBSERVATION XVI

Épanchement pleurétique du côté gauche. — Traitement par l'antipyrine. — Guérison.

Jeanne V..., quinze ans. Entre à l'hôpital Saint-Joseph le 21 juillet 1897, en présentant les signes d'un épanchement situé tout à fait à la base et latéral du côté gauche. La ligne de matité est à deux travers de doigt de l'épine de l'omoplate; elle s'étend depuis la naissance du sein en avant et dépasse très peu la ligne axillaire en arrière.

Pas de déplacement du cœur.

On donne 5 grammes d'antipyrine.

26 juillet. — On note le retour de la sonorité au niveau de la partie mate. L'épanchement est résolu.

OBSERVATION XVII

Pierre L..., dix-sept ans. Entre à l'hôpital Saint-Joseph le 7 août 1899, pour un épanchement pleurétique du côté gauche remontant jusqu'à l'épine de l'omoplate, et en avant ne dépassant pas la ligne axillaire. Rien aux sommets, tousse tous les hivers, jamais d'hémoptysie.

La température = 39,1.

On lui donne 8 grammes d'antipyrine. Le lendemain, on constate que la matité absolue a complètement disparu et qu'elle a fait place à de la submatité, avec réapparition des vibrations. Le souffle est plus superficiel.

Température = 37,2.

9 août. — On note : vibrations thoraciques plus nettes, sont égales à celles du côté sain, les bruits respiratoires sont tout à fait superficiels, quelques râles sous-crépitants dans les efforts de la toux. Le souffle a disparu. Apyrexie.

13 août. — On constate quelques râles muqueux à la partie inférieure du poumon, avec un peu de submatité. L'épanchement a complètement disparu. *On redonne 6 grammes d'antipyrine.*

15 août. — Le malade sort guéri.

La quantité des urines a toujours été normale, on n'a pas noté de sueurs, pas de vomissements. L'antipyrine a été très bien supportée.

OBSERVATION XVIII

Louis B..., vingt-trois ans, entre à l'hôpital Saint-Joseph, le 15 mai 1897, avec un épanchement pleural du côté gauche remontant jusqu'à la pointe de l'omoplate. La température = 38,5.

On donne 8 grammes d'antipyrine.

18 mai. — La matité absolue a disparu, on entend les bruits respiratoires, l'épanchement est à peu près résolu. Urines = 1100.

21 mai. — Apyrexie, l'épanchement est résolu, seulement un peu de submatité. Urines = 1200.

26 mai. — On supprime l'antipyrine.

28 mai. — Le malade part guéri.

Pas de transpirations.

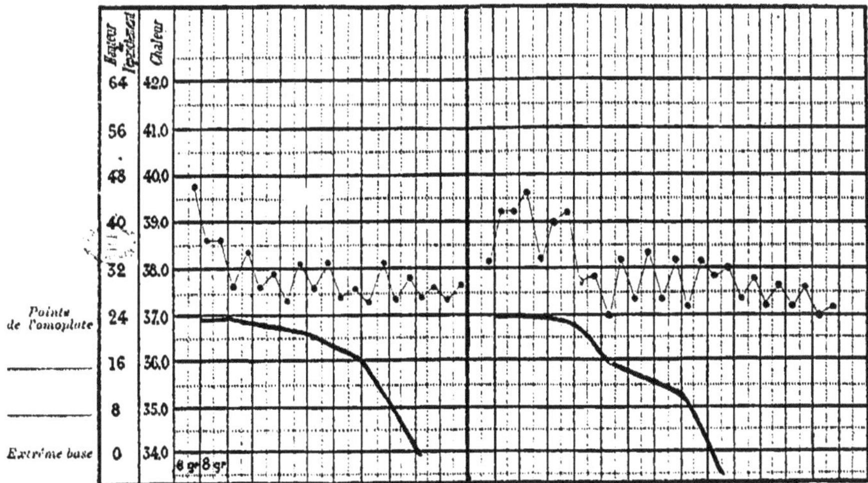

Hauteur de l'épanchement
Chaleur
64
56
48
40
32
24
16
8
0
42.0
41.0
40.0
39.0
38.0
37.0
36.0
35.0
34.0
Pointe de l'omoplate
Extrême base
8 gr 8 gr

OBSERVATION XIX

François J..., quarante et un ans, cultivateur.

Entre le 11 avril 1891, à Sainte-Jeanne, pour un épanchement du côté gauche remontant jusqu'à la pointe de l'omoplate, mais s'étendant peu en largeur.

On donne seulement 6 grammes.

12 avril. — Abaissement de 4 ou 5 centimètres, on perçoit le murmure vésiculaire et les vibrations.

13 avril. — L'épanchement peut être considéré comme résolu.

18 avril. — On supprime l'antipyrine.

Etat général très bon.

23 avril. — Le malade se lève.

OBSERVATION XX

Adélaïde H..., trente-huit ans, cuisinière.

Entre à Saint-Joseph, le 4 août 1898, pour un épanchement du côté droit, remontant à la pointe de l'omoplate = *8 grammes.*

8 août. — Disparition de la matité absolue.

18 août. — On entend le murmure vésiculaire, seulement ersistance de submatité avec râles sous-crépitants inspiratoires.

25 septembre. — La malade s'en va guérie.

OBSERVATION XXI

Epanchement pleurétique gauche.

Antoine R..., cinquante-huit ans, tisseur.

Entre à l'hôpital Saint-Joseph, *le 15 décembre 1899.*

Rien dans les antécédents.

Malade depuis huit jours, début par point de côté à gauche. Pas de toux, pas de dyspnée.

Température = 39,6. 39,4.

Matité absolue dans les deux tiers inférieurs du poumon gauche, laissant une encoche près de la colonne vertébrale et remontant jusque dans le milieu de la fosse sous-épineuse, pour tomber parallèlement au bord postérieur de l'aisselle. Perte des vibrations thoraciques dans toute l'étendue mate.

Il y a donc un épanchement qui ne se distribue pas suivant les lois de la pesanteur, puisqu'il remonte très haut en arrière et ne se distribue pas en avant. Il est donc cloisonné.

On donne 8 grammes d'antipyrine.

18 décembre. — Le malade se sent mieux.

La température est tombée de 39,6 à 37,8. Hier soir pourtant encore 39.

La matité absolue a diminué de hauteur.

19 décembre. — Disparition complète de la matité absolue, il persiste seulement un peu de submatité, les vibrations sont perceptibles, le souffle est plus superficiel. Température = 38.

20 décembre. — La respiration s'entend, mais toujours un peu de submatité.

Pas de sueurs.

Urines = 1200.

22 décembre. — L'épanchement est certainement résolu. Malgré cela le malade conserve de la fièvre — 38,5 et 39.

23 décembre. — Température = 39. *On supprime l'antipyrine.*

26 décembre. — La température est à 39,9, 39,4, 38,8.

Au niveau de l'ancien épanchement on a de la matité, mais les vibrations se perçoivent ainsi que le murmure bien qu'affaibli.

Pas de râles dans le reste des poumons.

28 décembre. — On trouve des bacilles dans les crachats.

Le malade, qui est encore en traitement à l'hôpital, présente des lésions très nettes au sommet gauche.

L'épanchement ne s'est pas reproduit.

Rétraction du côté gauche.

OBSERVATION XXII

B... Marguerite, quarante-deux ans.

Entrée à Saint-Joseph, le 23 mai 1898.

Père mort hémiplégique à cinquante-cinq ans.

Mère âgée de quatre-vingt-un ans, bien portante.

Deux frères, tous les deux en bonne santé.

Aucune maladie antérieure.

Mariée, deux enfants bien portant.

Début de l'affection actuelle il y a trois mois, par une toux très fréquente, des frissons, de la fièvre et un point de côté gauche.

Sueurs nocturnes abondantes. Inappétence. Amaigrissement marqué. Pas d'hémoptysie. Aux deux sommets, respiration un peu soufflante. En outre, épanchement pleurétique gauche remontant à deux travers de doigt au-dessus de la pointe de l'omoplate avec encoche marquée.

La température est à 40,2.

On donne 8 grammes d'antipyrine.

26 mai. — La matité absolue a à peu près disparu.

28 mai. — Elle a complètement disparu, les vibrations thoraciques sont très nettes, les bruits respiratoires s'entendent sous forme de souffle bronchique. Chute progressive de la température.

3 juin. — Malgré l'antipyrine, la température oscille entre 37,8 et 38,3.

L'épanchement semble se reproduire à gauche.

22 juin. — Température à 38 degrés, le côté gauche est normal, on entend le murmure vésiculaire avec quelques râles humides.

La persistance de l'état fébrile attire l'attention du côté des sommets.

A droite, murmure vésiculaire normal.

A gauche, dans la fosse sus-épineuse et sous-épineuse, respiration soufflante avec pectoriloquie aphone, avec quelques râles sibilants mobiles. Pas de craquements bien nets, mais de temps en temps râles humides à l'inspiration.

Dans la fosse sus-claviculaire, craquements très nets confluents, de même sous la clavicule.

On supprime l'antipyrine.

29 juin. — Toujours 38-39 degrés.

La malade s'en va.

OBSERVATION XXIII

A..., Jean, cinquante-neuf ans. Entré à l'hôpital Saint-Joseph, le 28 novembre 1899.

C'est un bacillaire ayant des râles cavernuleux aux deux sommets.

On trouve à la base droite un léger épanchement.

On donne 8 grammes d'antipyrine.

4 décembre. — Disparition de l'épanchement.

On baisse de 2 grammes la dose d'antipyrine.

Mort le 8 de broncho-pneumonie.

OBSERVATION XXIV

B..., Célestin, quarante ans, camionneur.

Entre à l'hôpital Saint-Joseph le *18 janvier 1899*, pour une pleurésie droite, datant de trois semaines.

25 janvier. — Bien que l'épanchement soit résolu, la température est montée à 40,3, malgré les 8 grammes d'antipyrine. Il est donc probable qu'outre sa pleurésie, il a une infection considérée comme granulée, en voie d'évolution.

2 février. — Même état, température toujours très élevée.

Mort de *granulie, n'a pu être confirmée* par l'autopsie qui a été refusée.

OBSERVATION XXV

D.... Marguerite, dix-huit ans.

Entre à l'hôpital Saint-Joseph, le 14 avril 1897, avec un épanchement pleural de trois travers de doigt à la base gauche.

Les urines sont troubles et albumineuses.

Aux deux sommets, nombreux craquements plus gros à droite, la température est à 39.4.

On donne 6 grammes d'antipyrine.

19 avril. — L'épanchement est résolu.

La température oscille entre 37,5 et 39.5.

6 mai. — L'épanchement est bien guéri, et malgré les 6 grammes d'antipyrine que la malade a pris pendant trois semaines environ, la température est toujours restée très élevée. Il y a contraste entre la faible étendue des lésions des sommets et l'état général qui est très mauvais.

OBSERVATION XXVI

D.... Julie, trente-cinq ans, ménagère.

Entre à l'hôpital Saint-Joseph, le 26 juin 1899.

On trouve à la base droite une zone de matité de la hauteur de quatre à cinq travers de doigt, avec, au-dessus, une zone de submatité de deux ou trois travers de doigt, avec absence des vibrations et du murmure vésiculaire.

8 grammes d'antipyrine.

20 juin. — Disparition complète de l'épanchement.

La température est au-dessus de 38 degrés.

On donne 6 grammes.

8 juillet. — Apyrexie. La malade a pris pendant trois semaines 6 grammes d'antipyrine.

On supprime le médicament.

Août. — Hémoptysie. Sommet gauche suspect, la température est remontrée au-dessus de 38 degrés.

OBSERVATION XXVII

Marius B..., vingt-quatre ans, employé.

A son entrée à l'hôpital Saint-Joseph, le 26 août 1899, on constate dans le tiers inférieur du poumon gauche, l'existence d'un épanchement datant de quinze jours.

La température oscille entre 38,5 et 39,5.

On donne 6 grammes d'antipyrine.

La température n'est tombée définitivement qu'au bout d'un mois, avec disparition de l'épanchement.

On supprime l'antipyrine.

Un mois après, la température remonte à 39 degrés, et on trouve des craquements au sommet gauche.

OBSERVATION XXVIII

Marguerite R..., vingt-neuf ans, guimpière.

Entre à l'hôpital Saint-Joseph le *11 janvier 1898*, en présentant tous les signes d'un épanchement au tiers inférieur de la base droite dont le début daterait de douze mois environ. Dans la fosse sus-épineuse correspondante, on trouve des craquements.

On donne 8 grammes d'antipyrine.

14 janvier. — Disparition complète de l'épanchement. On baisse la dose d'antipyrine à 6 grammes, que l'on continue pendant huit jours.

OBSERVATION XXIX

Jean D..., cinquante-quatre ans, concierge.

Entre à l'hôpital Saint-Joseph le 4 janvier 1898.

Aux deux sommets on trouve des *craquements* et sur toute la hauteur du poumon gauche en arrière, un épanchement remontant jusqu'à la pointe de l'omoplate.

On lui donne 8 grammes d'antipyrine.

Dix jours après, on constate la disparition complète de l'épanchement. Apyrexie.

OBSERVATION XXX

Sylva Th..., dix-neuf ans, pâtissier.

Entre à l'hôpital Saint-Joseph le 19 mai 1897.

N'a jamais eu de rhumatisme.

Il y a cinq mois, a eu une bronchite qui s'est prolongée jusqu'à ces jours derniers. Légère hémoptysie.

Le malade allait mieux quand, il y a trois semaines, il fut pris d'un point de côté à gauche, avec dyspnée.

Pas de frissons, pas de céphalée.

A son entrée, on constate, dans les deux tiers inférieurs du poumon droit, l'existence d'un épanchement pleurétique.

La température = 38 degrés.

On donne 8 grammes.

22 mai. — Disparition complète de l'épanchement.

12 octobre 1897. — Revient avec des lésions tuberculeuses aux deux sommets très nettes.

OBSERVATION XXXI

Charles B..., vingt-neuf ans, cordonnier. Entre à Sainte-Jeanne le 5 février 1892.

Rien dans les antécédents héréditaires. Frères et sœurs bien portants.

On ne relève rien dans les antécédents personnels du malade.

Pas de rhumatisme, pas de syphilis, alcoolisme. Il y a *huit jours*, en pleine santé, le malade a été pris subitement d'un grand frisson, avec point de côté à droite. Depuis *quatre jours* aggravation des différents symptômes qui s'étaient amendés. Dyspnée assez vive.

A son entrée, persistance de la dyspnée, inappétence, disparition du point de côté.

La toux est fréquente, quinteuse, pénible, sans aucune expectoration, sueurs abondantes.

Voussure thoracique appréciable à la vue et à la main du *côté droit*.

A la percussion, matité de bois dans le tiers inférieur. Submatité dans les deux tiers supérieurs. La sonorité est un peu modifiée en avant, on ne trouve pas nettement du skodisme. Sensation de flot. Abolition des vibrations thoraciques.

A l'auscultation, abolition du murmure vésiculaire au niveau de la zone mate. A la limite des deux tiers inférieurs et du tiers supérieur on l'entend bien moins qu'à gauche, et elle est légèrement soufflante.

Pectoriloquie aphone, égophonie.

En avant et à droite, respiration diminuée, pas de bruit anormal ainsi qu'à gauche.

Pouls fort, régulier, 80.

Température = 39.4.

On donne 6 grammes d'antipyrine.

8 février. — La température tend à descendre. La ligne de matité absolue a baissé de deux travers de doigt, vibrations thoraciques légères, on perçoit le murmure. Toujours égophonie et pectoriloquie aphone.

9 février. — La matité absolue diminue.

On note toujours des signes d'épanchement.

13 février. — La matité a beaucoup diminué, les vibrations sont revenues. Toujours beaucoup d'obscurité, la température oscille autour de 38 degrés.

15 février. — La matité est moins marquée. Les bruits respiratoires s'entendent mieux. On commence à percevoir des frottements râles.

En somme, l'épanchement est résolu.

17 février. — Toujours un peu de fièvre. Il persiste de la submatité.

On donne 8 grammes.

19 février. — Plus de matité, apyrexie.

27 février. — Malgré amélioration et 8 grammes, la température monte à 38 degrés.

1er mars. — *On supprime l'antipyrine.*

6 mars. — Depuis la suppression du médicament, la courbe de la température remonte avec oscillations très irrégulières La pleurésie continue à se résoudre.

11 mars. — La température se maintient entre 38 et 39 degrés, *On redonne l'antipyrine.*

19 mars. — La température a cédé. *On supprime l'antipyrine.*

21 mars. — La température est remontée à 39 degrés.

Craquements et submatité au sommet gauche.

OBSERVATION XXXII

Bronchopneumonie gauche. — Epanchement pleurétique. — Traitement par l'antipyrine. — Guérison.

Fabien D..., menuisier, vingt-six ans.

Entre à Sainte-Jeanne le 6 juin 1893.

Rien dans les antécédents héréditaires.

Personnellement, bonne santé habituelle, jamais de rhumatisme.

Le début de son affection remonte à huit jours : début par frissons, point de côté à gauche. On constate à son entrée, à gauche :

Une zone de matité absolue jusqu'à l'angle de l'omoplate : au-dessus, skodisme à *l'auscultation ;* absence de murmure vésiculaire et souffle léger, pectoriloquie aphone, égophonie.

Nombreux râles muqueux au sommet.

Diminution considérable des vibrations thoraciques.

En avant, skodisme sous-claviculaire, pas de déviation du cœur.

A droite, la respiration est intense, quelques râles muqueux disséminés.

Langue typhique.

Le malade n'accuse qu'un peu de dyspnée.

La toux est fréquente, l'expectoration à peu près nulle. Le pouls est bon, la température est à 38,2.

Urines sans albumine.

On donne 6 grammes.

8 juin. — Depuis son entrée et malgré 6 grammes d'antipyrine, la température est ascendante ; il a eu 39,2 hier et 39,6 ce matin.

Du côté gauche, il y a deux zones à distinguer. Dans la moitié inférieure, on a de la matité avec perte des vibrations thoraciques.

Dans la moitié supérieure, matité presque absolue avec conservation des vibrations et rudesse de la respiration avec râles sous-crépitants nombreux. Crachats aérés et visqueux.

On donne 8 grammes d'antipyrine.

19 juin. — La température est moins élevée

L'épanchement paraît résolu, la matité absolue a disparu, les bruits respiratoires sont plus superficiels, on perçoit le souffle aux deux temps, on a même quelques légers frottements.

17 juillet. — Il n'y a plus d'épanchement, mais des exsudats pleuraux avec atélectasie sous-jacente. Dans la fosse sous-épineuse, la broncho-pneumonie est incomplètement résolue. Facies pâle faisant penser à la tuberculose.

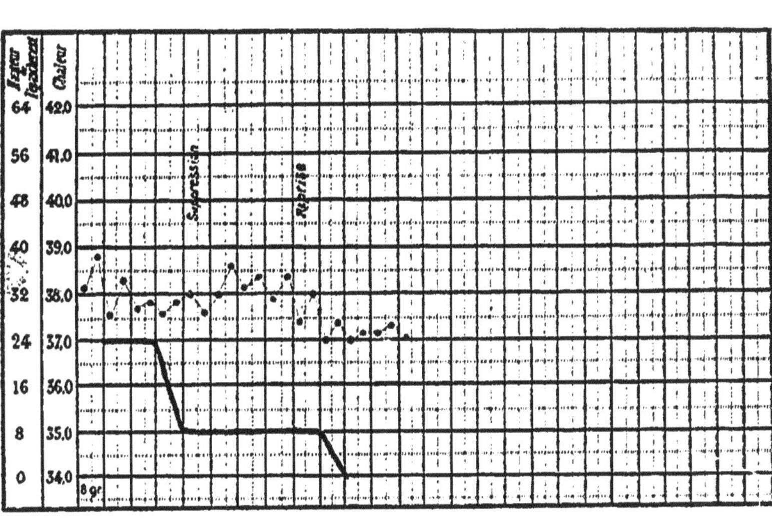
Chaleur
64
42,0
56
41,0
48
40,0
40
39,0
32
38,0
24
37,0
16
36,0
8
35,0
0
34,0
8 gr
Supression
Reprise

OBSERVATION XXXIII

Pleurésie purulente.

Rosalie M..., vingt-trois ans.

Entre à l'hôpital Saint-Joseph le 21 janvier 1897.

Aux deux sommets, on rencontre des craquements.

Les crachats contiennent de nombreux bacilles.

2 mars. — La fièvre hectique est continue.

A *la base gauche*, on trouve un foyer de matité pleurétique remontant jusqu'à la pointe de l'omoplate. Obscurité du murmure. Egophonie.

En avant, dans le décubitus dorsal, la matité remonte jusqu'au-dessus du sein.

C'est la pleurésie qui domine. Point de côté il y a huit jours.

8 grammes d'antipyrine.

9 mars. — La température a oscillé tous ces jours entre 37.3 et 39.6. Pas de modification du côté de l'épanchement.

On fait une ponction, on ramène environ 1 litre de pus.

30 mars. — Empyème.

OBSERVATION XXXIV

Epanchement de la base gauche guéri par antipyrine. — Epanchement hémorragique de la base droite.

Antoinette P..., vingt-trois ans, domestique.

2 février 1898, entre à l'hôpital Saint-Joseph, avec tous les signes d'un épanchement pleurétique du côté gauche.

La température est à 39.

On donne 8 grammes.

3 février. — Abaissement de deux travers de doigt de la ligne supérieure de la matité.

7 février. — On entend le murmure vésiculaire, vibrations thoraciques se perçoivent.

Le 15, on supprime l'antipyrine.

Mars 1898. — Apparition d'un épanchement à la base droite.

On donne 6 grammes d'antipyrine.

30 mars. — Le côté gauche est normal, à droite; l'épanchement est confirmé avec quelques frottements; en somme, pleuro-pneumonie.

La température = 38, 38,6.

On donne 8 grammes.

14 avril. — Mêmes signes à la base droite.

Température = 38,2, 38,6.

16 avril. — On supprime l'antipyrine, la température monte à 40.

18 avril. — A gauche, l'épanchement ne s'est pas reproduit.

On donne 8 grammes.

21 avril. — Ponction à la base droite, qui ramène liquide hématique.

6 mai. — Nouvelle ponction à base droite ramenant liquide hémorragique.

OBSERVATION XXXV

Anthelme Ch..., soixante-six ans, tisseur.

Fait, le 9 janvier 1897, un premier séjour à l'hôpital Saint-Joseph, pour une pleurésie de la base droite qui avait cédé assez rapidement au traitement par l'antipyrine.

Revient en mars 1897. On constate la reproduction de son épanchement de *la base droite*. Une ponction pratiquée ramène 1200 grammes de liquide hématique.

17 mars. — Deuxième ponction. 3 litres de liquide hématique.

31 mars. — Troisième ponction.

OBSERVATION XXXVI

Péritonite tuberculeuse. — Ascite légère. — Double épanchement pleural.

Henri I...., vingt-quatre ans, employé.

Entré à l'hôpital Saint-Joseph, le 24 mars 1897.

Aux deux bases, matité avec absence des vibrations et obscurité du murmure. En somme, double épanchement pleurétique.

L'épanchement droit remonte jusqu'à la pointe de l'omoplate, à gauche il s'arrête à deux travers de doigt de la pointe.

Antipyrine, 6 grammes.

29 mars. — Pas de modification.

30 mars. — Les épanchements augmentent, la nouvelle ligne supérieure de matité circonscrit l'ancienne à 3 centimètres au-dessus.

Pas de température.

3 avril. — Pas de modification.

On supprime antipyrine, la température remonte, et on donne vin de Trousseau.

13 avril. — On pratique la thoracentèse ce matin, à droite, on enlève 1 litre et demi de liquide séreux, un peu louche, contenant une grande quantité de globules purulents et globules rouges.

OBSERVATION XXXVII

Cirrhose atrophique. — Pleurésie hémorragique droite.

Baptistin J..., trente-neuf ans.

Entré à l'hôpital Saint-Joseph, le 19 octobre 1897.

Epanchement dans les deux tiers inférieurs du poumon droit.

8 grammes d'antipyrine.

24 octobre. — L'épanchement qui avait disparu s'est reformé malgré la continuation de l'antipyrine.

31 octobre. — Ponction = 1 litre 1/2 de liquide hémorragique.

3 novembre. — Le liquide s'est reproduit.

OBSERVATION XXXVIII

M.... Marie, soixante-dix-huit ans.

Entre à l'hôpital Saint-Joseph le *16 juillet 1897*.

Rien dans les antécédents héréditaires.

Rien dans les antécédents personnels.

L'affection actuelle a débuté il y a trois semaines par de la céphalée, une douleur pongitive accusée surtout du côté gauche. Pas de frissons, pas de toux, pas d'expectoration. Depuis lors le point de côté a diminué, mais la dyspnée a persisté.

A son entrée, la malade se plaint surtout de son oppression (R. = 38). Le pouls est rapide = 128.

La malade présente tous les signes d'un épanchement pleurétique remontant à deux doigts au-dessus de la pointe de l'omoplate, avec souffle voilé très net.

Vu l'état de faiblesse de la malade, nous ne pouvons pas employer le traitement par l'antipyrine à la dose ordinairement efficace. Nous allons essayer des doses faibles pour voir comment elles seront supportées.

3 grammes d'antipyrine.

19 juillet. — La limite de l'épanchement s'est manifestement abaissée de trois travers de doigt.

9 août. — L'épanchement est certainement résolu. Il y a de la sonorité jusqu'à la base, sauf une petite zone qui est submate. Mais l'état général reste médiocre.

18 août. — L'épanchement s'est reproduit presque en totalité.

19 août. — On fait une ponction qui donne issue à trois quarts de litre de *liquide hématique*.

24 août. — L'épanchement s'est reproduit.

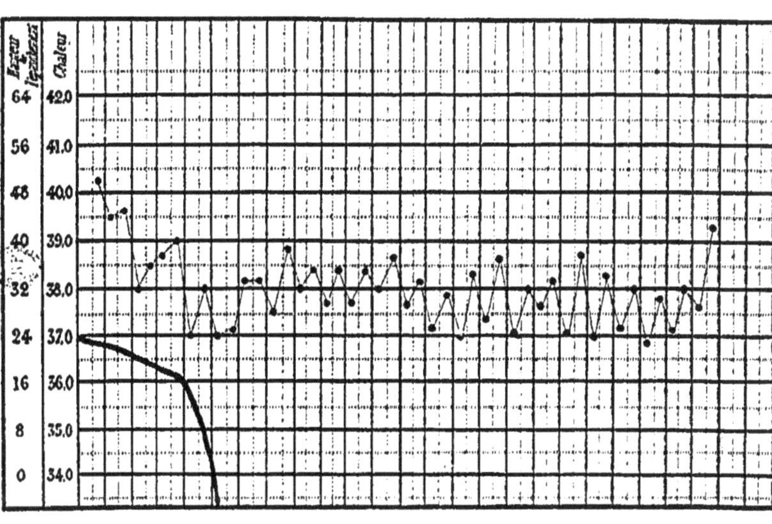
Chaleur
64
56
48
40
32
24
16
8
0
42.0
41.0
40.0
39.0
38.0
37.0
36.0
35.0
34.0

OBSERVATION XXXIX

V..... Aline, vingt-trois ans.

Entre à l'hôpital Saint-Joseph, le 8 mars 1899.

On trouve à droite un foyer de matité remontant jusqu'à deux travers de doigts au-dessous de la pointe de l'omoplate, avec tous les signes d'un épanchement.

On donne 8 grammes.

12 mars. — Aucune modification.

17 mars. — Pleurotomie. Pus épais, grisâtre. Guérison.

OBSERVATION XL

Épanchement pleurétique du côté gauche.
Déplacement du cœur en masse.

L..... Jean-Baptiste, frère Louis, âgé de seize ans, de Saint-Genis-Laval.

Entre, à l'hôpital Saint-Joseph le *16 janvier 1900.*

On ne relève rien dans les antécédents, soit héréditaires, soit personnels.

N'a jamais toussé.

N'a jamais eu de rhumatisme.

Il entre pour une pleurésie dont le début remonte à trois semaines.

On note : en arrière à gauche, la matité absolue remonte jusqu'à l'épine de l'omoplate en laissant une encoche près de la colonne vertébrale.

En avant, elle remonte au bord supérieur de la quatrième côte; entre celle-ci et la clavicule on a du skodisme très net.

Dans cette zone de matité, tous les signes d'un épanchement. Respiration = 48.

Le cœur est rejeté et bat sous le mamelon droit.

Le médecin qui l'envoie lui a fait une ponction il y a quatre jours, et a retiré un litre et demi de liquide citrin.

Température = 39 degrés.

On donne 8 grammes d'antipyrine.

17 janvier. — Le malade se sent mieux. La dyspnée est moins marquée. R. = 36.

A noter des transpirations, mais peu abondantes.

La ligne supérieure de la matité a baissé en avant et en arrière de deux travers de doigt.

Langue saburale.

Urines = 900, avec léger disque d'albumine.

La température = 37,3.

18 janvier. — *En arrière*, sur la ligne axillaire, la matité absolue a disparu complètement et on a les vibrations thoraciques.

Le cœur est toujours à droite, toujours accéléré.

En avant, la matité absolue a disparu sur toute la hauteur, mais on n'entend pas les bruits respiratoires.

Depuis hier, les sueurs sont moins accusées.

19 janvier. — Sonorité complète en avant et en arrière.

Le cœur revient à sa place.

Le facies est meilleur, le malade a l'air plus éveillé.

Urines = 600, commence à manger (poulet).

20 janvier. — Les transpirations n'ont duré que deux jours, peu abondantes.

Urines = 900.

La sonorité est toujours plus grande en avant et en arrière, on a les vibrations.

Le liquide est donc bien résorbé, pourtant, sur la ligne axillaire, on a un peu de submatité.

R. = 28.

Selles régulières, mais ventre ballonné, pas d'ascite.

Cœur se rapproche de plus en plus = 140.

Apyrexie.

23 janvier. — La matité est plus grande que ces jours derniers,

Respiration = 36.

Urines = 600.

Expectoration muqueuse abondante, Toux fréquente, quinteuse. Pas d'œdème de la paroi thoracique.

24 janvier. — Grandes oscillations de température.

En arrière, sonorité avec vibrations.

En avant, matité absolue sur toute la hauteur.

Le cœur est rejeté à droite.

Sur la ligne axillaire, zone de sonorité et de matité.

L'épanchement se serait donc enkysté, bridé en arrière, sur la ligne axillaire.

On fait en avant une ponction = 2 l. 400. liquide citrin, séreux, présentant la réaction de l'antipyrine par le perchlorure de fer.

25 janvier. — Toujours grandes oscillations de température.

En arrière la matité a bien disparu.

En avant sonorité.

Sur la ligne axillaire, zone mate. Cœur toujours déplacé.

Ventre de batracien, pas d'ascite.

27 janvier. — Persistance d'un foyer de matité sur la ligne axillaire.

30 janvier. — Deuxième ponction sur la ligne axillaire = 1750 grammes de liquide séreux, citrin.

8 février. — Épanchement à la base droite.

Foyer de matité à base gauche.

10 février. — *Ponction à la base droite.*

Le liquide examiné ou mieux le dépôt, montre l'existence de nombreux bacilles.

Urines = 600.

18 février. — Réapparition de l'épanchement à gauche, mais l est bridé sur la ligne axillaire.

Grandes oscillations de température.

17 février. — Reproduction de l'épanchement à droite.

Ponction.

20 février. — Reproduction de l'épanchement à droite.

Ponction. — État général très mauvais.

9 mars. — Réapparition de l'épanchement à gauche.

Mort le 10 mars.

- *Pendant plus d'un mois, a pris 8 grammes d'antipyrine et a subi cinq ponctions.*

A noter qu'en trois jours l'épanchement a été jugulé par la médication antipyrinique pour se reproduire immédiatement après.

A l'entrée du malade, la dyspnée, l'étendue de la matité absolue, le déplacement du cœur, commandaient la thoracentèse, celle-ci avait d'ailleurs été faite quatre jours auparavant ; on voit que l'antipyrine a donné au début un très beau résultat, ce qui montre son action favorable dans les cas d'inondation pleurale, cas considérés comme urgents au point de vue de l'intervention. L'épanchement a résisté dans la suite et à l'antipyrine et à la ponction ; le cas était normal, il s'agissait sans doute d'une tuberculisation pleuro-pulmonaire généralisée, contre laquelle toute thérapeutique était impuissante, entretenue qu'elle était par un résidu stagnant dans les sinus costo-diaphragmatiques.

A ajouter la facilité avec laquelle le malade a supporté l'antipyrine, qu'il a prise à la dose de 3 grammes par jour régulièrement pendant plus d'un mois.

OBSERVATION XLI

Claude M..., soixante ans, cultivateur de Genas (Isère). Est envoyé le 5 avril 1900 à l'hôpital Saint-Joseph avec le diagnostic de pleurésie peut-être purulente, dont le début remonterait à deux mois

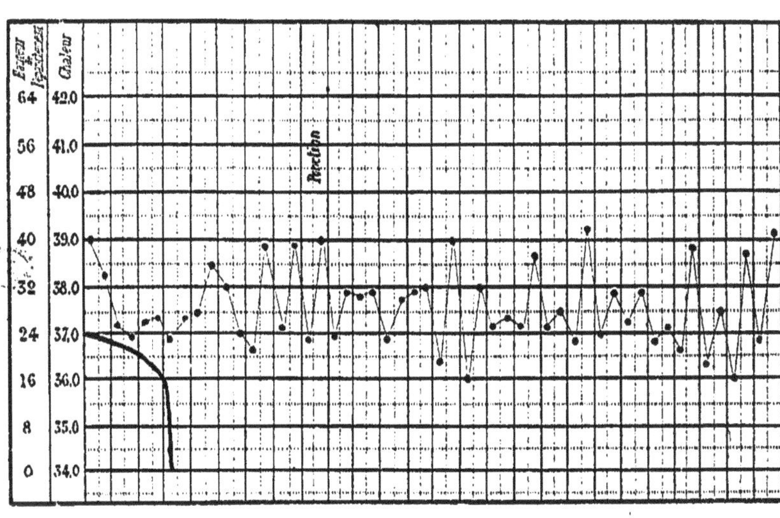

Chaleur
64
56
48
40
32
24
16
8
0
42.0
41.0
40.0
39.0
38.0
37.0
36.0
35.0
34.0
Réaction

A droite, on trouve, tant en avant qu'en arrière, de la matité absolue sur toute la hauteur.

Œdème de la paroi thoracique et des membres inférieurs. Apyrexie.

On donne 8 grammes d'antipyrine.

7 avril. — La matité s'est abaissée en arrière de quatre travers de doigt, en avant de deux.

L'œdème lombaire et des membres inférieurs tient à la gène de la petite circulation. On donnerait bien des diurétiques, ils seraient même indiqués à cause de cet œdème, mais on institue le traitement antipyrinique sans rien autre.

Urines, 800.

8 avril. — Urines = 400, sédimenteuses. L'œdème augmente. Le malade dit se sentir mieux et avoir moins d'oppression.

En arrière presque sur toute la hauteur, la sonorité est revenue, on entend le murmure vésiculaire avec quelques petits râles.

En avant et sur la ligne axillaire, pas de modification. Il semble s'agir d'un épanchement enkysté.

Par suite de l'augmentation de l'œdème, on *supprime l'antipyrine* et on donne de la digitale et théobromine.

9 avril. — La matité est remontée en arrière.

Pas de modification en avant.

L'œdème est considérable, pourtant apyrexie, il n'y a pas de purulence de la plèvre.

Urines = 300.

10 avril. — Urines = 308, malgré diurétique.

17 avril. — *Ponction* en arrière — 2 l. 400 liquide clair, citrin.

18 avril. — En arrière, persistance de la matité comme s'il existait un épanchement qui n'aurait pas disparu par la ponction.

État général très mauvais.

Mort.

Pas d'autopsie.

Donc, malgré l'anasarque, l'antipyrine a été très bien supportée. La médication a permis, dès le début, puisqu'elle agissait, de dire que l'on n'avait pas affaire à un épanchement purulent, ce que l'œdème de la paroi aurait pu tout d'abord faire admettre, ce qui d'ailleurs a été confirmé par la ponction.

CONCLUSIONS

De l'étude de nos observations et des résultats obtenus par la médication, nous pouvons conclure que :

I. A côté de la thoracentèse il existe une médication interne des épanchements pleurétiques. supérieure et plus certaine que celles déjà connues, mais abandonnées. c'est la médication antipyrinique.

II. Elle a une action rapide et efficace dans tous les épanchements soit aigus soit insidieux, aussi bien dans les vastes épanchements que dans les légers.

III. Elle n'a pas d'action contre les épanchements hématiques ou purulents.

IV. Elle est sans action contre certains épanchements séro-fibrineux à allure anormale. et dans ces cas la thoracentèse échoue également.

V. La dose minima à laquelle elle doit être donnée

est de 6 grammes ; la dose usuelle est de 8 grammes ; 1 gramme toutes les trois heures.

VI. La médication est inoffensive administrée de cette façon.

VII. L'antipyrine agit comme antitoxique.

TABLE

Lyon. — Imp. A. Rey, 4, rue Gentil. — 23528

www.ingramcontent.com/pod-product-compliance
Ingram Content Group UK Ltd.
Pitfield, Milton Keynes, MK11 3LW, UK
UKHW020413230726
13925UKWH00004B/1405

9 782013 605120